Narzissmus

Wie Sie einen Narzissten leicht
erkennen, verstehen und mit ihm
auskommen, ob am Arbeitsplatz
oder in einer Beziehung

Arthur Graalmann

☃ INHALT

Das Zusammenleben mit einem Narzissten

Das erwartet Sie in diesem Buch

In diesem Buch möchte ich Sie mit dem Thema des Narzissmus vertraut machen und Ihnen aufzeigen, dass es viele verschiedene Deutungen und Theorien in diesem Bereich gibt. Dies ist auch der Grund dafür, weshalb es bis heute keine genaue Definition und keine einheitliche wissenschaftliche Meinung zu diesem Thema gibt. Wussten Sie, dass Narzissmus auch seine guten Seiten haben kann und dass manche Experten auf diesem Gebiet sogar von einem gesunden Narzissmus sprechen? Fachleute differenzieren zwischen dem besagten gesunden Narzissmus und dem pathologischen Narzissmus. Dieser ist allerdings keine Charaktereigenschaft wie der Narzissmus, der im Volksmund gerne, wenn auch oft zu übereilt und unbedacht, verwendet wird. Beim pathologischen Narzissmus handelt es sich um eine ernste psychische Störung, unter der die Betroffenen genauso leiden wie ihre Mitmenschen. Nicht selten bezeichnen wir andere Leute fälschlicherweise als Narzissten oder schreiben ihnen narzisstische Eigenschaften zu, obwohl dies gar nicht zutrifft. Es ist nicht immer leicht, die Zeichen richtig zu deuten und zu erkennen, was tatsächlich Sache ist. Ein gesundes Selbstbewusstsein oder ein Eigenlob zu viel kann schon zu den ersten Anschuldigungen führen. Doch sind ein gewisses Selbstbewusstsein und ein entsprechendes Auftreten nicht genau das, was in unserer heutigen Gesellschaft so gerne gesehen wird? Und fördern wir damit vielleicht sogar unbewusst die Verbreitung von narzisstischen Persönlichkeitsmerkmalen? Welche Symptome zeigen Menschen mit einer narzisstischen Persönlichkeitsstörung, welche Gefahr können sie für ihre Mitmenschen darstellen und wie sieht es mit einer therapeutischen Behandlung aus? Zu all diesen Fragen möchte ich Ihnen in diesem Buch eine Antwort geben und Ihnen aufzeigen, ab wann man von einem wirklich krankhaften Narzissmus sprechen kann und wie Sie mit solchen Personen auf der Arbeit oder in privaten Beziehungen wie Freundschaften oder Partnerschaften umgehen sollten.

„Sich selbst zu lieben ist der Beginn einer lebenslangen Romanze."
-Oscar Wilde-

Was ist ein Narzisst?

Umgangssprachlich wird der Begriff „Narzisst" vor allem als eine negativ dotierte Charaktereigenschaftsbeschreibung benutzt und bedeutet so viel wie Selbstverliebtheit oder Selbstbewunderung. Menschen, die sehr auf sich selbst bezogen sind und anderen weniger Beachtung schenken als sich selbst, werden im Volksmund als Narzissten bezeichnet. Diese treten selbstbewusst auf, haben ein sehr positives, manchmal auch überzogenes Selbstbild und wirken auf ihre Mitmenschen mitunter auch destruktiv. Wissenschaftler fanden jedoch heraus, dass Narzissten emotional stabiler als „normale" Menschen sind. Dadurch sind sie mit ihrem Leben und natürlich auch mit sich selbst zufriedener. Dieser Charakterzug lässt sie besser mit Stress oder Krisensituationen umgehen. Natürlich sind sie mehr als der Durchschnittsbürger auf die Bewunderung anderer angewiesen und können mit Kritik nicht immer gut umgehen. Narzissten sind Meister des ersten Eindrucks. Sie sind Menschen mit Charme und wirken oft charismatisch. Erst wenn sie länger mit einem Menschen zu tun haben, werden sie ihre Egomanie zeigen. Krankhafte Narzissten haben dabei häufig manipulative Züge und wirken so besonders destruktiv auf ihre Mitmenschen. Ein solches Verhalten kann durchaus gefährlich sein und für psychische Probleme bei den Opfern eines Narzissten sorgen.

Nachfolgend erläutere ich Ihnen einige Punkte, die einen Narzissten ausmachen. Für Sie zur besseren Einordnung: Die folgenden Informationen beziehen sich nicht auf Personen mit pathologischem Narzissmus, sondern auf diejenigen, die umgangssprachlich als Narzissten bezeichnet werden. Diese Personen haben ein übersteigertes Selbstbewusstsein und dieses muss immer wieder durch die

Aufmerksamkeit ihrer Mitmenschen bestätigt werden. Außerdem streben Narzissten nach Dominanz und zeigen mangelnden Willen, wenn es darum geht, Entscheidungen und Gefühle anderer zu integrieren. Dabei kommt es nicht selten vor, dass es ihnen an Empathie fehlt. Dies hängt jedoch nicht damit zusammen, dass sie nicht in der Lage dazu sind (so ist es zum Beispiel bei Menschen mit dem Asperger-Syndrom oder der schizophrenen Persönlichkeitsstörung der Fall). Ganz im Gegenteil – aufgrund ihrer Selbstbezogenheit hegen sie kein großes Interesse daran, die Gefühle und Wünsche anderer Menschen nachzuvollziehen und zu berücksichtigen. Zu guter Letzt kommt es nicht selten vor, dass ein Narzisst eine gewisse Rast- und Ruhelosigkeit an den Tag legt.

Wichtig ist jedoch, dass sie zwischen Narzissmus und einer narzisstischen Persönlichkeitsstörung unterscheiden können (siehe Kapitel 4). Experten verwenden bei der Differenzierung auch die Termini „gesunden Narzissmus" und „pathologischen (oder krankhaften) Narzissmus". Ja, Sie haben richtig gehört, Narzissmus kann auch gesund sein. Mehr oder weniger zumindest.

„Viele Eigenschaften, die man heute gern narzisstisch nennt, sind durchaus gesund."
-Professor Class-Hinrich Lammers-

Der Vorteil des Narzissten liegt darin, dass er zufrieden mit sich selbst ist. Er weiß, dass er ein toller Mensch ist und zeigt dies auch nach außen. Er ist selbstbewusst und hat keine Scheu davor, sich einzubringen. Menschen mit narzisstischen Eigenschaften sind nicht selten Meister des ersten Eindrucks und schaffen es recht schnell, andere Leute in ihren Bann zu ziehen. Passend zu diesem Thema fand der Psychologe Delroy Paulhus heraus, dass Narzissten bei ersten Treffen von ihren Mitmenschen als besonders offen, kontaktfreudig, gewissenhaft, kompetent oder auch unterhaltsam wahrgenommen wurden. Solche Attribute wirken sich gut auf den Teamgeist aus und können zu besseren Ergebnissen in der Zusammenarbeit führen. In diesem Zusammenhang wurden bereits einige Testreihen durchgeführt, die zu folgendem Ergebnis führten:

Wissenschaftler der Stanford-University ließen mehrere Gruppen bei einer Teamarbeit gegeneinander antreten. In einer dieser Gruppen war eines der Teammitglieder ein Narzisst. Dieser Proband war – typisch für einen Narzissten – sehr von sich selbst überzeugt und war sich sicher, dass er für die zu lösende Aufgabe perfekt geeignet sei. Seine Euphorie feuerte seine Teammitglieder an und auf diese Weise gelang es ihnen, bessere Ergebnisse zu erzielen. Befanden sich jedoch zwei Narzissten in der gleichen Gruppe, führte dies zu Hahnenkämpfen, was sich wiederum eher kontraproduktiv auswirkte und die Leistung der Teams verringerte. Des Weiteren haben Narzissten durch ihren Drang, positive Aufmerksamkeit zu erhalten, nicht selten ein höheres Engagement an den Tag gelegt und schneller und besser gearbeitete als einige ihrer Kollegen. Dies liegt daran, dass sie den Wunsch verfolgen, von anderen bewundert und für ihre Arbeit belohnt zu werden, weshalb sie sich auch zu Höchstleistungen bringen können.

Zu guter Letzt belegen Studien der Friedrich-Alexander-Universität Erlangen-Nürnberg, dass ein Narzisst in der Chefetage auch seine positiven Auswirkungen haben kann, da diese im Vergleich zu ihren „normalen" Kollegen risikofreudiger sind. Aus diesem Grund investieren sie eher in neue Innovationen oder Technologien, um ihre Firma voranzubringen und auf diese Weise ins Rampenlicht zu kommen. Selbst wenn das Risiko dieser Unternehmungen manches Mal hoch ist – wenn viel Ruhm und Anerkennung in Aussicht stehen, treiben narzisstische Chefs die Innovation eher voran.

Solange sich der Narzisst bewusst ist, dass auch er nur ein Mensch ist und genau wie diese auch Fehler hat und macht, ist ein wenig Narzissmus selten wirklich schädlich für zwischenmenschliche Beziehungen. Oder wie Heinz Kohut und Alice Miller in ihren Studien herausstellten: *„Narzisstisch zu sein ist etwas Normales, Gesundes und bezeichnet jemanden, der seine Interessen verfolgen kann."*

Nun, wie immer macht die Dosis das Gift. Das Problem ist nämlich, dass der Übergang von gesundem Narzissmus zu pathologischem Narzissmus ein fließender ist und daher besonders für Laien nicht immer leicht zu erkennen ist. Aus diesem Grund möchte ich Ihnen einige simple Schritte aufzeigen, die Ihnen helfen können, Narzissmus effektiver zu erkennen und mit narzisstischen Personen besser umzugehen.

Narzissten sind relativ harmlos, auch wenn Sie persönlich vielleicht hin und wieder von deren leicht angeberischer und selbstverliebter Art genervt sind. Aber seien wir mal ehrlich – einen ernsthaften Schaden nehmen Sie und ich davon nicht. Hingegen kann ein Mensch, der an der narzisstischen Persönlichkeitsstörung leidet, durchaus Folgen und Spuren in Ihrem Leben hinterlassen, die Ihnen nicht sonderlich guttun und gefallen würden. Doch zu diesen Punkten möchte ich später kommen.

SIND SIE SELBST EIN NARZISST?

Falls Sie nun besorgt seien sollten und sich fragen, ob Sie selbst auch ein Narzisst sind, dann kann ich Sie beruhigen. Nein, sind Sie nicht, denn sonst würden Sie diesen Text hier nicht lesen. Menschen, die narzisstisch veranlagt sind, sehen dies nicht als Problem an, weshalb also sollten sie sich damit groß befassen. Genauso geht es den wenigen Menschen, die unter der narzisstischen Persönlichkeitsstörung leiden. Sie sehen den Fehler nicht bei sich, sondern bei anderen, denn schließlich sind sie unfehlbar. Fehler einzugestehen würde das Ideal zerstören, dass sie von sich selbst haben und so etwas kann krankhafte Narzissten in tiefe Krisen stürzen. Falls ich Sie mit diesen Argumenten nicht überzeugen konnte, habe ich sieben simple Schritte für Sie, mit denen Sie überprüfen können, ob sie ein pathologischer Narzisst sind oder nicht. Ist nur einer davon erfüllt, können Sie beruhigt sein.

• **Sie freuen sich für andere**

Ein krankhafter Narzisst freut sich nicht für andere, sondern sucht Möglichkeiten, selbst die Anerkennung oder das Glück zu bekommen, das der anderen Person zugutekam. Wenn Sie sich also für andere freuen können, ihnen Erfolg und Anerkennung gönnen, gerne mal ein Geschenk machen, ohne dafür eine Gegenleistung zu erwarten und sich einfach nur darüber freuen können, jemand anderem eine Freude gemacht zu haben, dann sind dies sichere Zeichen dafür, dass sie kein Narzisst sind.

• **Sie nehmen Hilfe an**

Wenn Sie andere um Hilfe fragen, dann ist dies ein Eingeständnis von Schwäche und Fehlbarkeit. Sie können nicht alles alleine erledigen oder andere können etwas vielleicht besser als Sie. Und das ist auch gut so! In was für einer Welt würden wir ansonsten leben? Krankhafte Narzissten könnten die Hilfe von anderen nicht annehmen, geschweige denn sie danach fragen. Dieses Eingeständnis würde das Selbstbild eines Narzissten und das Bild, welches er nach außen hin vermitteln möchte, zerstören. Aus diesem Grund handelt er lieber alleine und verweigert die Hilfe von Kollegen oder Freunden. Schließlich sieht er sich selbst als das Maß aller Dinge an und ist sich sicher, dass seine „durchschnittlichen" Kollegen die Qualität, die er bei seiner Arbeit abliefert, nicht erreichen können.

• Sie können Fehler eingestehen

Dieser Punkt ist relativ ähnlich im Vergleich zu dem vorangegangenen. Sind sie in der Lage, sich Fehler einzugestehen und die Verantwortung für die von Ihnen verursachte Probleme und Fehler tragen zu können? Ein Narzisst will das makellose Bild, das er von sich selbst hat, unter allen Umständen wahren können und Fehler würden dieses zerstören. Haben Sie allerdings kein Problem damit, für Ihre Fehler auch gerade zu stehen, dann ist dies ein starkes Anzeichen dafür, dass Sie kein Narzisst sind.

• Sie geben Verantwortung ab

Narzissten sind sich sicher, dass die von ihnen ge-
legte Messlatte von keinem anderen übertroffen
werden kann. Wieso sollten diese Menschen also
jemand anderen etwas machen lassen, wenn sie
wissen, dass der Weg, den sie selbst einschlagen, zu
einem besseren Ergebnis führen wird. Wenn Sie
also in der Lage sind, auch mal Aufgaben abzugeben
oder im Team gut integriert arbeiten können, dann
zeigen Sie schon mindestens ein Anzeichen dafür,
dass Sie nicht unter krankhaftem Narzissmus leiden.

• Sie hören wirklich zu

Schaffen Sie das? Bei dem Gespräch mit dem Partner, einem Freund, einem Kollegen oder einem
flüchtigen Bekannten einfach mal zu schweigen und
nichts zu sagen? Sind Sie in der Lage, dem Gegenüber einfach nur zuzuhören? Wenn ja, Glück-
wunsch, Sie sind kein Narzisst und außerdem auch
noch ein angenehmer Gesprächspartner. Pathologische Narzissten sehen keinen richtigen Grund dafür, irgendwem richtig das Ohr zu leihen, denn
schließlich sind doch sie der Mittelpunkt ihrer Welt.
Weshalb sollten sie dann ihre Zeit mit den Proble-

men anderer Leute verschwenden?

• Sie haben viele Freunde

Haben Sie gute und enge Freunde? Haben Sie Freunde, die schon über viele Jahre hinweg an ihrer Seite sind? Sie sind immer wieder für einen Ihrer Freunde da, ohne davon wirklich einen Nutzen zu haben, aber weil man es unter Freunden so macht? Dann dürfen Sie sich erneut zurücklehnen. Ein echter Narzisst investiert nicht gerne in zwischenmenschliche Beziehungen, wenn er daraus nicht einen schnellen Nutzen erlangen kann. Außerdem haben Narzissten Probleme, langfristige Kontakte mit anderen Menschen zu halten. Nähe kann ihnen Angst machen. Zusätzlich kommt die narzisstische Ader nach einer gewissen Zeit durch und viele Bekannte von Narzissten wenden sich bald wieder von diesen ab.

• Sie müssen sich nicht verstellen

Wie bereits erwähnt, können Narzissten durchaus nett wirken und einen ausgezeichneten ersten Eindruck hinterlassen. Doch all das dient nur dazu, um die gesuchte Anerkennung zu erhalten oder – wenn es sich beispielsweise um eine Wettbewerbssituation handelt – andere Menschen schlechter da stehen zu lassen. Können Sie Ihre ehrliche Meinung jemand anderem ins Gesicht sagen, auch wenn Sie wissen, dass diese Ihrem Gegenüber nicht gefallen wird? Müssen Sie sich nicht verstellen, weil Sie nicht jedem gefallen wollen?

Wenn Sie nur einen dieser Punkte erfüllen, dann kann ich Sie beruhigen. Sie sind mit ziemlich hoher Wahrscheinlichkeit kein pathologischer Narzisst. Natürlich ist dieser Test hier nicht gleichzusetzen mit einer ärztlichen Untersuchung. Wenn Sie also immer noch Zweifel haben sollten, dann fragen Sie am besten einen Facharzt. Trotzdem kann ich Ihnen mit großer Sicherheit sagen, dass Sie nicht unter einer narzisstischen Persönlichkeitsstörung leiden, wenn Sie sich so ausgiebig mit diesem Thema hier befassen.

WIE ERKENNE ICH EINEN NARZISSTEN?

Nun zu der Frage, die eigentlich viel interessanter für Sie sein dürfte, denn wie Sie ja bereits herausgefunden haben, leiden Sie nicht unter einer narzisstischen Persönlichkeitsstörung. Doch vielleicht gibt es ja in Ihrem Bekanntenkreis oder an Ihrem Arbeitsplatz einen Betroffenen. Deshalb kommen wir nun zu der Frage, wie man einen Narzissten erkennt.

Nun – die Antwort ist recht simpel. Fragen Sie ihn. Klingt unglaubwürdig? Gut möglich! Funktioniert aber. Forscher an der Ohio State University haben bei mehreren Studien mit über 2250 Testpersonen herausgefunden, dass eine einfache Frage ausreicht, um einen Narzissten zu entlarven. Psychologen nutzen Fragebögen mit über 40 verschiedenen Fragen, um eine narzisstische Persönlichkeitsstörung diagnostizieren zu können. Doch laut Brad Bushman, Leiter der elf Studien an der Ohio State University, reicht bereits eine simple Frage, um einen einfachen Narzissten ertappen zu können. Die Frage ist folgende:

„Auf einer Skala von 1-7: Wie sehr stimmen sie der Aussage zu: „Ich bin ein Narzisst"?"

Ja, ich weiß. Dies klingt alles recht unglaubwürdig und erfunden, doch ist bewiesen, dass Narzissten ihren Narzissmus nicht leugnen. Sie sind von sich selbst überzeugt und deswegen lieben sich – was ist daran falsch. Sie sehen Narzissmus nicht als Problem an. Schließlich werden in der Gesellschaft ein hoher IQ, große Leistungen usw. begrüßt und belohnt. Wieso sollten sie also nicht zufrieden mit sich selbst sein und ihre Leistungen mit einem gewissen Stolz in Form von Körpersprache und Erzählungen vor sich hertragen. Je narzisstischer jemand ist, desto höher wird er sich selbst auf der Skala positionieren, so Bushman. Ob dies auch bei den ernsthaft kranken Menschen mit einer narzisstischen Persönlichkeitsstörung klappen mag, ist doch eher zweifelhaft, doch dazu kommen wir später.

Die Herkunft des Begriffes „Narzissmus"

Der Begriff Narzissmus hat über all die Jahre immer wieder Umdeutungen durchleben müssen. Viele Wissenschaftler stellen die Verwendbarkeit des Begriffs aufgrund seiner Vagheit sogar in Frage und distanzieren sich von dessen Nutzung. Hinter dem psychoanalytischen Begriff verbergen sich nämlich viele verschiedene Deutungen, Theorie und Therapieansätze. Zusätzlich kommt der steigende Gebrauch in der Alltagssprache hinzu. Ja, Sie haben richtig gehört: In der heutigen Zeit werfen wir uns den Begriff Narzissmus so häufig wie nie zuvor an den Kopf. Manche Experten sprechen sogar von einem *„inflationären Anstieg".* Aufgrund der (zu) häufigen Verwendung und der von jeder Person etwas anders definierten Bedeutung gilt der Begriff Narzissmus als unspezifisch und nicht eindeutig geklärt. Erschwert wird all dies davon, dass der Übergang zwischen der Charaktereigenschaft Narzissmus und der krankhaften narzisstischen Persönlichkeitsstörung ein Fließender ist. Es spielt außerdem eine Rolle, dass die Forschung diesbezüglich noch am Anfang steht, wodurch es noch viele ungeklärte Fragen auf diesem Gebiet gibt. Doch woher stammt der Begriff Narzissmus, den wir heutzutage so ausgiebig verwenden wie nie zuvor, eigentlich?

Nun, die Etymologie geht hierbei auf einen altgriechischen Mythos zurück, genauer gesagt auf eine Erzählung von Ovid aus den Metamorphosen. Sehr wahrscheinlich haben Sie diese Geschichte sogar schon einmal gehört oder kennen einzelne Abschnitte. In dem über zweitausend Jahre alten Mythos wird von einem jungen Mann erzählt, der

der Sohn des Flussgottes Kephissos und der Wassernymphe Leiriope war. Sein Name lautete Narziss und er war mit außergewöhnlicher Schönheit gesegnet. Zum Leidwesen aller anderen war er sich dessen auch durch und durch bewusst und strotzte nur so vor Eitelkeit und Stolz. Reihenweise verliebten sich die Menschen in ihn, Männer sowie Frauen. Doch er wies alle von ihnen zurück. Narziss sah niemanden als seiner würdig an. Eines Tages kam ein junger Mann namens Ameinias zu Narziss, doch auch diesen lehnt er ab und schickte ihn fort. Erfüllt von Trauer und Zorn nahm sich Ameinias das Leben. Bevor er starb, bat er die Götter darum, seinen Tod zu rächen. Sein Gebet wurde von der Göttin der Rache, Nemesis, erhört. Sie belegte Narziss mit einem Fluch: dem Fluch der unstillbaren Selbstliebe. Dieser trat in Kraft, als er sich eines Tages über eine Quelle beugte, um zu trinken. Er erblickte sein Spiegelbild und verliebte sich unsterblich in sich selbst. Über den Ausgang der Geschichte wird jedoch bis heute diskutiert und man konnte sich bislang nicht einigen, wie diese tatsächlich endet. Es gibt insgesamt ganze drei verschiedene Versionen und ich möchte Ihnen keine davon vorenthalten.

In Version eins versuchte Narziss voller Verzweiflung, sein Spiegelbild zu erreichen, doch als er nach vielen gescheiterten Versuchen feststellen musste, dass ihm das nicht gelang, starb er vor lauter Sehnsucht und verwandelte sich in eine Narzisse. In dieser Version weiß Narziss, dass es sich bei der schönen Person in der Quelle um sein Spiegelbild handelt. Dieses Szenario ist wohl das bekannteste und wurde auch von Malern wie Salvador Dalí bereits dargestellt.

In Version zwei geht es etwas radikaler zu. Wie in schon Version Eins (und übrigens auch in Version drei) saß Narziss vor der Quelle, versunken in seine eigene Schönheit. Da fiel ein Blatt von einem Baum und landete im Wasser. Die dadurch aufkommenden Wellen verzerrten das Spiegelbild von Narziss. Voller Schrecken und Ekel, dass er plötzlich hässlich geworden sei, starb er.

Version drei lässt Narziss gar nicht wissen, dass es sich bei dem schönen Gesicht in der Quelle um sein Spiegelbild handelt. Voller Sehnsucht und erfüllt von dem Wunsch, dem Objekt seiner Begierde nah zu sein, beugte er sich zu der Wasseroberfläche hinab, fiel hinein und ertrank.

Keine sonderlich angenehme Geschichte, doch diente sie wahrscheinlich ebenso wie die Fabeln, die Wilhelm-Busch- Geschichten und die vielen Kinderbücher heutzutage einst als Lehrmittel für Kinder. Frei nach dem Motto: „Was du nicht willst, dass man dir tu', das füg' auch keinem andern zu."

Dieser Mythos von Narziss dient also als Grundlage für das Wort, welches wir inzwischen so gerne benutzten. Und dass manchmal auch in Situationen, in denen es vielleicht nicht angebracht wäre, wie Lammers in einem Interview sagte: „[...] *Nicht jeder, der stört, ist auch gestört.*" Es gilt klar zu unterscheiden zwischen einem Menschen mit narzisstischen Charaktereigenschaften und dem tatsächlichen Narzissten, der unter einer ernst zu nehmenden psychischen Krankheit leidet. Doch bevor ich Ihnen mehr zu den wissenschaftlicheren Theorien dieser Erkrankung berichte, möchte ich noch einmal auf die Etymologie des Wortes zu sprechen kommen.

Einer der ersten Autoren, der das Wort Narzissmus in seiner Arbeit verwendete, war der englische Dichter und Philosoph Samuel Taylor Coleridge. Man konnte dies durch einen seiner Briefe von

1822 nachweisen. Knapp siebzig Jahre später, um genau zu sein im Jahre 1898, gab Havelock Ellis sogar eine erste Definition des Wortes an. Er bezeichnete damit Frauen, die sich nackt im Spiegel betrachteten. Zu dieser Zeit war der Begriff Narzissmus also vollständig auf das weibliche Geschlecht bezogen. Kurz darauf wurde der Begriff Narzissmus durch den deutschen Psychiater Paul Näcke offiziell in die Wissenschaft eingeführt. 1899 bezeichnete er auf diese Weise die schwerste Form des *„Auto-Erotismus"*. Dabei erweiterte er den Begriff auch auf das männliche Geschlecht. Auf Basis der vorangegangenen Definitionen der Wissenschaft wurde der Narzissmus im 19. Jahrhundert als eine ernste Geschlechtsverwirrung angesehen. Bei dieser empfindet der Betroffene unter anderem ein erotisches Gefallen am eigenen Körper und betrachtet sich deshalb zum Beispiel gerne entkleidet im Spiegel. Diese Definition wurde mit Beginn des zwanzigsten Jahrhunderts umgeworfen, als die führenden Köpfe der Psychoanalyse sich des Wortes bemächtigten. Dies begann damit, dass 1914 Sigmund Freud in seiner Schrift *„Zur Einführung des Narzissmus"* den Begriff neu definierte.

Die wissenschaftliche Historie

DIE TIEFENPSYCHOLOGIE NACH FREUD

Sigmund Freud stellte in seinem Leben zwei verschiedene Theorieansätze auf. Der *primäre Narzissmus* findet in der modernen Psychologie jedoch keinerlei Verwendung mehr. Bei diesem Begriff ging es um eine Form des Narzissmus, die sich in den frühen Jahren eines Kleinkindes entwickelte. Als Ausgang der Krankheit gab Freud eine Störung in der Libido an, die das Selbstbild störte. Später in seiner Karriere beschrieb Freud den *sekundären Narzissmus.* Nach Freud entwickle sich dieser in den späteren Lebensjahren, nachdem der Patient bereits die Pubertät durchlaufen und die Liebe zu äußeren Objekten erlebt habe. Freud beschrieb, dass der Patient die Liebe zu äußeren Dingen zurück auf sich selbst zog. Auch bei dieser Definition ging die Krankheit vom Patienten aus und hing erneut mit einer Störung des Ichs zusammen. Das Problem an Freuds Forschungen und Theorien zum Thema Narzissmus war jedoch, dass er, wie unter anderem auch der argentinische Psychoanalytiker Willy Baranger, seine Theorien und Vermutungen über all die Jahre immer wieder revidierte und umkonstruierte. Dabei gelang es dem Psychoanalytiker jedoch nie, diese ganz von Widersprüchen, Ungenauigkeiten und Ungereimtheiten zu befreien. Aus diesem Grund haben die Forschungen Freuds in Bereich des Narzissmus inzwischen mehr eine symbolische als eine wirklich wissenschaftlich wichtige Bedeutung.

FERENCZIS UMDEUTUNG

Sigmund Freud hatte in seinen Theorien immer wieder darauf hingewiesen, dass Narzissmus aus dem Inneren des Patienten kam. Diesem Denken widersprach Ferenczi, indem er als erster Wissenschaftler die Krankheit als eine Störung definierte. Auf diese Weise gelang ihm einer der wichtigsten Schritte in der Forschung über den Narzissmus. Die Definition von Ferenczi sagt aus, dass äußere Einflüsse der Hauptgrund für die Entstehung des Narzissmus sind. Demnach ist eine Störung zwischen der Umwelt und dem Ich des Patienten der Grund für seine Krankheit. Zusätzlich widersprach er in einem weiteren Punkt Freuds Theorien. Ferenczi glaubte daran, dass es trotz der vielen negativen Auswirkungen, die die Krankheit auf Patienten und Umwelt hat, möglich wäre, ein konfliktfreies oder zumindest ein konfliktvermeidendes Leben zu führen. Dieses Denken waren die ersten Schritte hin zur Differenzierung zwischen krankhaftem und gesundem Narzissmus, den in späteren Jahren Wissenschaftler wie Alice Miller und Heinz Kohut in ihren Forschungen herausarbeiteten. 1965 entwickelte Michael Bálint, ein Schüler von Ferenczi, aufbauend auf den Theorien seines Lehrers eigene Ideen. Er griff erneut den Begriff des primären Narzissmus auf, doch hatte er mit dem Freud'schen Begriff nicht mehr sonderlich viel gemeinsam. Vielmehr erklärte dieser, dass es sich dabei um das Bedürfnis eines Säuglings handelte, geliebt zu werden. Die Krankheit würde demnach durch eine Störung im Verhältnis zwischen Mutter und Kind entstehen. Der Mangel äußere sich laut Bálint darin, dass das Kind die menschliche Nähe entweder meidet oder besonders intensiv sucht. Mit diesem Punkt war er bereits recht nah an der heutigen Definition des pathologischen Narzissmus und dem charakteristischen Streben nach Bestätigung und Aufmerksamkeit. In den 70er-Jahren griff Kohut die Forschungen Bálints und Hartmanns, die viele gemeinsame Nenner aufwiesen, auf und arbeitete diese weiter aus. Er beschrieb zuerst die drei Grundbedürfnisse von Kleinkindern. Diese sind nach Ansicht Kohuts (1.) der Kontakt und die empathische Verbindung zu den Eltern, (2.) die Gestaltung eines idealisierten Bildes von den Eltern und (3.) das Verlangen nach Zugehörigkeit (zum Beispiel zur Familie oder zu Freunden). Den Narzissmus nannte er als Folge dessen, wenn diese drei Bedürfnisse nicht im Einklang miteinander stünden und unterschiedlich stark befriedigt werden. Als typisches Symptom eines erkrankten Kindes nannte Kohut, das *„Hungern nach Bewundern und Aufmerksamkeit"*.

Ein stabiles Selbstwertgefühl und ein gesundes Selbstbewusstsein entwickelt ein Kind seiner Ansicht nach dann, wenn eine ausgewogene Balance zwischen Erfüllung und Nicht-Erfüllung der Bedürfnisse vorhanden ist und das Kind lernt, diese selbst zu händeln. Das bedeutet, dass das Kind in gleichem Maße Enttäuschung und Glück erfährt und auf diese Weise lernt, Dinge gegeneinander abzuwägen. Dabei lernt das Kind unter anderem den Umgang mit Stress und kann mit diesem später im Erwachsenenalter besser umgehen. Trotzanfälle sind bei Kleinkindern bekanntermaßen nicht ungewöhnlich, doch einem Kind immer das zu geben, was es will, ist nicht förderlich für ein gesundes Selbstbewusstsein. Genauso wenig ist in diesem Zusammenhang aber auch die andauernde Enttäuschung und Nichterfüllung von Wünschen. Für Eltern sollte die Devise gelten, eine gute Balance von beidem zu finden.

DIE EMPIRISCHE FORSCHUNG
SEIT 2010

Die Forschung im letzten Jahrzehnt befasste sich besonders mit dem gesunden Narzissmus und versuchte herauszufinden, in welcher Weise die Zeit, das Geschlecht oder das Alter einen Einfluss auf diesen habe. Um dies zu erforschen, wird vor allem das „Narcissistic Personality Inventory" genutzt. Dabei handelt es sich um ein Messinstrument mit sechs verschiedenen Skalen, die 1979 von Robert N. Raskin und Calvin S. Hall entwickelt und 1988 von Raskin und Terry überarbeitet wurden. Es beinhaltet einen Selbsttest mit vierzig oder zweiundfünfzig Einheiten, je nachdem, welches der beiden Modelle benutzt wird. 2010 kam ein Forscherteam der Universität von Illinois zu dem Ergebnis, dass nicht nur die Generation einen Einfluss auf das Ergebnis hat, sondern auch das Alter. Nach Aussage der Forscher tendieren besonders Menschen im Alter von achtzehn und neunundzwanzig Jahren zu narzisstischen Eigenschaften. Interessanterweise ist jedoch das

Jahrhundert, in dem die Personen leben, nicht unbedingt von großem Einfluss auf die Zahlen. Laut den Forscherteams ist die Nummer von Narzissten im Vergleich zu den vorherigen Jahren nicht bemerkenswert gestiegen. Es wird davon ausgegangen, dass die Menschen in der heutigen Zeit einfach empfindlicher auf narzisstische Eigenschaften reagieren und somit Menschen, die diese aufweisen, schneller verurteilen. Zu Beginn des 21. Jahrhunderts war es unter Wissenschaftlern eine populäre Annahme, dass Narzissten ein niedriges Selbstbewusstsein haben und dies durch großspuriges Auftreten kompensieren. Neuere Studien bewiesen jedoch das Gegenteil. Gesunde Narzissten haben beispielsweise in den Bereichen Status und Intelligenz meistens ein hohes Selbstbewusstsein und eine positive Meinung von sich selbst. Im Gegensatz dazu sprechen sie sich in Bereichen wie Moral, Empathie und Freundlichkeit nur durchschnittliche Kompetenzen zu. Eine Studie der Universität Leipzig aus dem Oktober 2018, geleitet von Alexander Yendell und Elmar Brähler, belegte außerdem auch einen Zusammenhang zwischen Narzissmus und der politischen Orientierung einer Person. In

Deutschland ist die Partei mit den meisten Wählern, die narzisstische Persönlichkeitszüge aufweisen, die AfD, gefolgt von den Anhängern der Linksparteien. Im Mittelfeld befinden sich die Grünen und die CDU. Den geringsten Hang zum Narzissmus haben laut der Studie aus Leipzig wohl die Anhänger der SPD und der FDP. Narzissmus gehört außerdem zum „Model der dunklen Triade". Dieses Persönlichkeitskonzept wurde 2002 durch die kanadischen Psychologen Delroy L. Paulhus und Kevin M. Williams geprägt. Die dunkle Triade, auch „dunkler Dreiklang" genannt, besteht aus den Persönlichkeitsstörungen Narzissmus, Machiavellismus und Psychopathie. Der bekannte Seriencharakter Frank Underwood aus der US-amerikanischen Fernsehserie „House of Cards" stellt diese Form der psychischen Erkrankung in seiner Rolle beispielsweise dar.

DIE KRITIK VON BONELLI

2016 übte der Neurowissenschaftler Raphael Bonelli Kritik an der Narzissmus-Forschung des vergangenen Jahrhunderts. Dabei stützte er sich besonders auf die Ergebnisse der vorangegangenen empirischen Forschungen. Besonders stark kritisierte er dabei die zuhauf angewandte theoretische Erforschung des zwanzigsten Jahrhunderts und begann daraufhin, an seiner Theorie zu einem naturwissenschaftlichen Verständnis des Narzissmus zu arbeiten. Mit den empirischen Forschungen der letzten Jahre und den Forschungen von Robert Cloninger, die auf neurobiologische und genetische Aspekte fokussiert waren, im Hinterkopf, entwickelte Bonelli ein eigenes Modell. Dieses orientierte sich stark an Cloningers Modell der „3 Dimensionen des Charakters". Nach dieser neuen Theorie von Bonelli ist Narzissmus durch folgende drei Merkmale gekennzeichnet:

• **Selbstidealisierung**

Der Betroffene hat ein erhöhtes bzw. ein übernatürlich hohes Selbstwertgefühl. Durch dieses idealisiert er das Bild, das er von sich selber hat. Es kommt zur Selbstüberschätzung. Er hat ein grandioses Verständnis der eigenen Wichtigkeit und ist der Ansicht, dass er überragender ist als alle anderen Menschen.

● **Fremdabwertung**

Auf der Suche nach Bestätigung und Aufmerksamkeit sind den pathologischen Narzissten viele Mittel recht. Mitmenschen werden herabgewürdigt und runtergemacht, damit der Narzisst neben ihnen besser dastehen kann. Seine Gier nach Aufmerksamkeit führt zum gezielten Abwerten von anderen, wodurch er nicht fähig zur Kooperation ist. Auf andere Menschen wirkt er kalt, ausbeuterisch, arrogant und unempfindsam. Es fehlt der Wille zur Empathie. Im Gegensatz zu vielen anderen psychischen Erkrankungen ist der Narzisst zur Empathie fähig, doch auf Grund seiner Störung nicht willens, diese Fähigkeit zu nutzen.

● **Selbstimmanenz**

● Der Narzisst ist durch und durch begeisterungsfähig, doch kann er sich für kein höheres Ideal begeistern als sich selbst. Er ist das Zentrum seines Universums. Alles in seinem Leben dreht sich um ihn und die Erfüllung seiner Wünsche und Bedürfnisse. Dabei ist er selbst seine höchste Instanz.

In all seinen Studien arbeitete Raphael Bonelli heraus, dass jeder Mensch narzisstische Anteile in seiner Persönlichkeit trägt und dass das Ziel sein sollte, sich dieser bewusst zu werden und diese zu erkennen. Des Weiteren sind diese Anteile für ihn kein unveränderbares Schicksal, sondern manipulierbar. Wir können also selber aktiv entscheiden, wie viele dieser narzisstischen Anteile einen Platz in unserem Leben und Handeln finden. In all seinen Studien widerspricht Bonelli auch den in früheren Forschungen vorangegangenen Wissenschaftlern wie Alice Miller und Heinz Kohut, die zwischen einem krankhaften und einem gesunden Narzissmus differenzieren. Laut Bonelli ist jede Form des Narzissmus eine Form der Selbstidealisierung, bei der eigene Schwächen verdrängt, eigene Stärken übertrieben dargestellt und auf diese Weise andere Menschen herabgewürdigt werden. Aus diesem Grund sieht er gesunden Narzissmus als Widerspruch in sich an und differenziert sich somit noch weiter von den Forschungen des frühen zwanzigsten Jahrhunderts.

Ich bin mir sicher, dass Sie nach diesen Ausführungen inzwischen ein recht gutes Verständnis davon bekommen haben, weshalb viele Experten den Begriff Narzissmus als vage und ungenau beschreiben. Kein Wunder – bei all den verschiedenen Theorien und Definitionen. Am besten machen Sie sich selbst ein Bild und finden heraus, was sie über all dies hier denken. Damit Sie es etwas leichter haben, möchte ich Ihnen noch ein paar weitere Informationen und Unterscheidungsmerkmale zwischen Narzissmus und der narzisstischen Persönlichkeitsstörung geben.

Kranker und gesunder Narzissmus

Wie Sie bereits in den vorangegangenen Kapiteln lesen konnten, besteht ein Unterschied zwischen dem gesunden und dem pathologischen Narzissmus. Die Problematik, die alle Definitionen dieser Krankheit gemeinsam haben, ist, dass sie nicht deutlich ausgeführt wurden, in vielen Punkten nicht geklärt wurden oder schwammig sind. Zusätzlich widersprechen sich viele Wissenschaftler gegenseitig und verneinen oder bejahen nachfolgende Theorien. Ich würde Ihnen empfehlen, sich diesbezüglich ein eigenes Bild zu machen. Entscheiden Sie für sich, wie Sie diese Definitionen hier verstehen und sehen. Bilden Sie Ihr eigenes Verständnis und prüfen Sie es auf Ungereimtheiten und doppelte Böden. Ich möchte Ihnen keine Theorie besonders ans Herz legen oder empfehlen, denn jeder versteht Dinge anders und hat unterschiedliche Toleranz- und Moralvorstellungen. Ich möchte Sie anhand dieses Ratgebers informieren und Ihnen auf diese Weise ermöglichen, sich eine eigene Meinung zum Thema Narzissmus zu bilden und ein gutes Verständnis für diese noch nicht genug erforschte Thematik zu bekommen.

Beginnen wir mit Freud und Kohut. Beide Psychologen verstanden den Narzissmus als wichtigen Teil in der Entwicklung einer stabilen Persönlichkeit und eines klaren Ichs. Doch wie förderlich und gesund dieser ist, war nicht der einzige Punkt, in dem sich beide widersprachen. Heinz Kohut ging noch einen Schritt weiter als Sigmund Freud und definierte Narzissmus nicht nur als Teil einer Entwicklungsstufe, sondern als wichtige Charaktereigenschaft im Erwachsenenalter. Durch diesen könne seiner Ansicht nach die psychische Stabilität in

Stress- oder Krisensituationen besser gewahrt werden und somit das Ich vor Leid und eventuell sogar vor Abstürzen verschont bleiben. Dieser Theorie stimmte auch Alice Miller zu. Für beide Forscher gab es einen klaren Unterschied zwischen Narzissmus und einer narzisstischen Persönlichkeitsstörung, auch wenn der Übergang von gesund zu krankhaft ein fließender ist. Die Charaktereigenschaft des Narzissmus ist vielmehr eine verstärkte Form des Selbstbewusstseins und des Selbstwertgefühls, welche sowohl in früherer Zeit als auch in der heutigen Gesellschaft gern gesehene Attribute sind. Auch Wissenschaftler, die sich aktuell mit diesem Thema beschäftigen, fanden heraus, dass Personen mit narzisstischen Zügen in Krisen handlungsfähiger bleiben und durch Kränkungen und Misserfolge nicht so leicht einknicken wie andere Menschen. Solange sich der Narzissmus nicht schädlich auf den Betroffenen oder dessen Mitmenschen auswirkt, kann man meiner Meinung nach durchaus von einem gesunden Narzissmus sprechen, da dieser vor allem für Selbstbewusstsein und ein gesundes Selbstwertgefühl steht. Natürlich in einem stärker ausgeprägten Maße, als es im Durchschnitt normal wäre, doch ist dies noch nicht unbedingt schädlich für den Narzissten oder die Leute um ihn herum. Negative Auswirkungen hat der Narzissmus beispielsweise dann, wenn der Betroffene andere schlecht redet, um selbst besser dazustehen oder wenn er beginnt, Mitmenschen für seine Zwecke zu manipulieren und zu lenken.

Im Gegensatz zu einem gesunden Narzissmus steht natürlich der pathologische Narzissmus, auch bekannt als die narzisstische Persönlichkeitsstörung (NPS). So widersprüchlich dies im ersten Moment klingen mag: Ein krankhafter Narzisst strotzt nicht vor Selbstbewusstsein. Genau das Gegenteil ist der Fall. Doch von möchte ich Ihnen im nächsten Kapitel ausführlicher berichten.

Die narzisstische Persönlichkeitsstörung

In der heutigen Gesellschaft wird viel über Narzissmus diskutiert und dennoch ist der pathologische Narzissmus bisher kaum erforscht und wirft noch immer viele Fragen auf, die von den Wissenschaftlern noch geklärt werden wollen. Umgangssprachlich sprechen wir gerne von einem Narzissten, wenn wir von einer Person mit ausgeprägtem Egoismus, einer gewissen Selbstsüchtigkeit und Arroganz reden. Bei der narzisstischen Persönlichkeitsstörung handelt es sich dabei aber um eine ernst zu nehmende und tiefgreifende Störung in der Persönlichkeit des Patienten. Insgesamt erkranken an dieser psychischen Störung nur knapp 1% der Bevölkerung. 75% der Erkrankten sind Männer, die übrigen 25% Frauen. Nicht selten wird der pathologische Narzissmus zusammen mit anderen psychischen Störungen, zum Beispiel der Borderline-Persönlichkeitsstörung (BPS), diagnostiziert. Dies liegt wahrscheinlich auch daran, dass sich krankhafte Narzissten nicht aufgrund ihres Narzissmus, sondern begleitenden psychischen Erkrankungen in Behandlung begeben. Meistens tritt die Störung im frühen Erwachsenenalter auf, ungefähr zu der Zeit, in der sich auch die Merkmale des gesunden Narzissmus ausprägen. Falls Sie also eine Person in Ihrem Bekanntenkreis damit beginnt, narzisstische Charaktereigenschaften auszubilden und Sie sich aufgrund dessen Sorgen machen, sollten Sie die betreffende Person ein bisschen im Auge behalten. Denn wie Sie bereits wissen, ist der Übergang von gesundem zu krankhaftem Narzissmus fließend und schon für Experten schwer erkennbar. Nun werden Sie vielleicht denken: Und wie soll es mir als Laien dann gelingen, dies zu erkennen? Ganz richtig – dies dürfte nahezu unmöglich sein, aber zur Not können Sie auch einen Experten einschalten, der Ihnen weiterhilft.

Wie bereits angedeutet haben pathologische Narzissten kein erhöhtes Selbstbewusstsein oder strotzen nur so vor Selbstbewusstsein. Ganz im Gegenteil: Menschen, die unter der narzisstischen Persönlichkeitsstörung leiden, haben ein extrem geringes Selbstwertgefühl. Sie sind sehr anfällig für Kritik und können bei ausbleibender Bestätigung und Anerkennung in depressive Zustände fallen oder tatsächlich depressiv werden. Ihren Mangel an Selbstbewusstsein kompensieren krankhafte Narzissten mit der zwanghaften Hervorhebung und der übertriebenen Darstellung ihrer eigenen Leistungen. Auf diese Weise wollen sie zu Aufmerksamkeit und Anerkennung kommen, mit der sie dann ihr geringes Selbstwertgefühl füttern. Um dies zu erreichen, kann es sogar so weit kommen, dass ein Betroffener zu einem notorischen Lügner wird. Pathologische Narzissten haben außerdem Probleme, sich in andere Menschen hinein zu versetzten. Sie sind einfach zu sehr auf sich selbst fokussiert, denn sie wollen nach außen hin das Bild eines perfekten Menschen abgeben. Aus diesem Grund werden die Mitmenschen von ihnen sehr häufig abgewertet und schlecht geredet, denn dadurch können Narzissten einen besseren Eindruck von sich selbst vermitteln. Neid ist dabei ein wichtiger Bestandteil. Narzissten können sich, wie Sie ja bereits wissen, nicht für andere Menschen freuen. Ist beispielsweise ein Kollege auf der Arbeit sehr erfolgreich und wird deshalb vom Chef gelobt, dann ist der Narzisst erfüllt von Neid und sucht nun eine Möglichkeit, um selbst die Aufmerksamkeit zu bekommen. Zur Not wird dazu der erfolgreiche Kollege auch mal schlecht geredet. Allerdings können pathologische Narzissten auch gewisse Gefühle wie auf Knopfdruck abrufen, beispielsweise Mitleid und Empathie. Dies nutzen sie jedoch nur dann, wenn sie sich daraus einen Vorteil versprechen. Dies könnte beispielsweise der Fall sein, wenn die Person, der sie ihr Ohr leihen, einen hohen Status hat oder der krankhafte Narzisst weiß, dass er für sein Mitleid belohnt wird. Nicht selten treten Menschen mit einer narzisstischen Persönlichkeitsstörung extravagant und statusbewusst auf und neigen zu exklusiven Aktivitäten, um der Außenwelt deutlich zu zeigen, dass sie eine ganz besondere Person sind, die eine bestimmte Behandlung verdient.

WELCHE SYMPTOME SIND TYPISCH?

Nach der Beschreibung des DSM-5 „Diagnostic and Statistical Manual of Mental Disorders", zu Deutsch „Diagnostischer und statistischer Leitfaden psychischer Störungen") müssen mindestens fünf der folgenden Kriterien erfüllt sein, um eine narzisstische Persönlichkeitsstörung zu diagnostizieren.

• Der Betroffene ist davon überzeugt, dass er selbst besonders und einzigartig ist. Aus diesem Grund vertritt er den Glauben, dass er ausschließlich von wichtigen Persönlichkeiten, die ebenfalls „besonders" sind, verstanden werden kann. Daher wird ein pathologischer Narzisst versuchen, besonders den Kontakt zu solchen Leuten herzustellen. Und wenn dies gelingt, wird er diesen Kontakt auch besser pflegen als andere zwischenmenschliche Beziehungen.

• In zwischenmenschliche Beziehung verhält sich ein Mensch, der an der narzisstischen Persönlichkeitsstörung leidet, häufig ausbeuterisch. Durch fehlende Empathie und das Gefangensein in seiner eigenen Welt missachtet er die Bedürfnisse seiner Mitmenschen und ignoriert diese. Für ihn muss der Kontakt zu anderen Menschen einen Nutzen haben. Der Betroffene möchte Aufmerksamkeit und Anerkennung und wenn diese von den Mitmenschen nicht mehr geliefert wird, werden sie schnell fallen gelassen oder sogar abwertend behandelt. Auf diese Weise kann sich der Narzisst selbst größer und besser darstellen. Ein Narzisst hat häufig gewisse Ziele, die ihn am Ende immer zum gleichen Ergebnis führen sollen: Bewunderung: Und um dies zu erreichen, werden andere Menschen auch gerne mal ausgenutzt.

• Den dritten Punkt können Sie sich wahrscheinlich schon denken, schließlich ist dieser eines der bekanntesten Merkmale eines Narzissten. Ein pathologischer Narzisst lebt von der exzessiven Bewunderung durch sein Umfeld. Wenn ihm diese nicht entgegengebracht wird, dann stürzt die betroffene Person häufig in eine tiefe Krise oder reagiert aggressiv.

• Des Weiteren fantasiert der betroffene Mensch überdurchschnittlich oft von Erfolg, Reichtum, Brillanz, ultimativer Schönheit, idealer Liebe und Macht. Nicht selten ist der pathologische Narzisst von diesen Schwärmereien regelrecht eingenommen.

• Der Betroffene besitzt ein unrealistisch hohes Verständnis von der eigenen Wichtigkeit. Er ordnet alle anderen Menschen sowie deren Wünsche, Bedürfnisse und Ideen den eigenen unter. Durch das idealisierte und geblendete Selbstbild übertreibt der Narzisst seine eigenen Leistungen und stellt sich nicht nur in ein besseres Licht, sondern in eines, in dem er vorher nie war. Für all seine Großartigkeit erwartet er von seinen Mitmenschen den entsprechenden Tribut an Anerkennung und Bewunderung sowie das Eingeständnis, dass andere Personen nicht annähernd so große Leistungen bringen können wie der Narzisst selbst.

• Aufgrund dieses idealisierten Selbstbildes hat der krankhafte Narzisst ein sehr hohes Anspruchsdenken und erwartet von den Menschen um ihn herum, dass sie automatisch auf die Wünsche des Narzissten eingehen, seine Erwartungen versuchen zu erfüllen. Sie sollen ihn als etwas Besonderes und seinen Leistungen entsprechend behandeln.

• Ein pathologischer Narzisst legt einen Mangel an Einfühlungsvermögen und Empathie an den Tag. Er ist nicht dazu bereit, sich in andere hinein zu versetzten, Gefühle und Gedanken von anderen nach zu vollziehen, geschweige denn andere Einstellungen und Ideen anzuerkennen und zu akzeptieren. Wenn ein Narzisst eingestehen würde, dass andere Menschen auch gute oder vielleicht sogar bessere Ideen haben als er, dann würde er dadurch sein idealisiertes Selbstbild in Gefahr bringen. Zusätzlich ist der Betroffene so sehr auf sich selbst fokussiert, dass er andere Menschen oft nur als Mittel zum Zweck, nämlich zur Befriedigung seines Verlangens nach Anerkennung und Aufmerksamkeit sehen kann.

• Weiterhin gehört auch Neid in die Liste der Merkmale, die einen krankhaften Narzissten beschreiben. Der Betroffene ist überzeugt, dass andere Menschen ihn aufgrund seiner Leistungen und seiner einzigartigen Persönlichkeit beneiden. Manchmal mischen sich diese Gedanken auch mit paranoiden Tendenzen, die bei starken narzisstischen Störungen auftreten können. Dann glaubt der Betroffene, dass andere Menschen ihm schlechtes wünschen und ihm seine Erfolge aberkennen und nehmen wollen, um selber besser dazustehen. Dies jedoch sind extreme Ausprägungen der Krankheit. Im Normalfall geht der Neid vor allem vom Narzissten selber aus, da er anderen Menschen deren Leistungen und Glück nicht gönnt und versucht, dieses selbst zu erreichen.

• Als letzter Punkt wird im DSM aufgeführt, dass der pathologische Narzisst arrogante und hochmütige Verhaltensweisen zeigt und entsprechende Ansichten vertritt. Dieser Punkt hängt eng mit dem des unrealistischen Selbstbildes zusammen. Da der Narzisst davon überzeugt ist, dass er etwas Einzigartiges und Besonderes ist, hält er sich dementsprechend für besser als die „normalen" Menschen und kann dies auch deutlich zum Ausdruck bringen.

Alternativ zu den im DSM-5 aufgeführten Symptomen gibt es noch ein weiteres Modell, das ich Ihnen ebenfalls nicht vorenthalten möchte. In diesem werden besonders die Schwierigkeiten eines pathologischen Narzissten in den Bereichen Identität, Selbststeuerung, Nähe und Empathie berücksichtigt. Die Erfüllung von zwei Bedingungen ist in diesem Modell erforderlich für eine Diagnose. In Bereich A liegt das Augenmerk auf Problemen in der Funktionsweise der narzisstischen Persönlichkeit.

- **Identität**

Der Betroffene vergleicht sich viel mit anderen und definiert darüber auch seinen Selbstwert. Hinzu kommen extreme Schwankungen des Selbstbewusstseins und des emotionalen Zustands, denn dieser hängt von seinem momentanen Selbstbewusstsein ab. Bekommt der Narzisst Anerkennung oder Lob, fühlt er sich besser. Falls dies nicht der Fall ist, dann wechselt sein emotionaler Zustand zu negativen Gefühlen, die sich von Scham über Selbstmitleid bis hin zu übertriebener Wut gegen andere erstrecken können.

- **Selbststeuerung**

Das einzige Ziel des Narzissten ist das Erlangen von Bewunderung und Anerkennung anderer. Um sich selbst als besonders und einzigartig erleben zu können, sind die eigenen Maßstäbe meistens extrem hoch.

- **Nähe**

Ein pathologischer Narzisst hat kein wirkliches Interesse an tiefen zwischenmenschlichen Beziehungen. Alle Verbindungen, die er mit anderen Menschen eingeht, dienen nur dem Zweck, dass er sein Selbstwertgefühl aufbessern kann. Beziehungen zu anderen Menschen dienen also dem persönlichen Gewinn und sind immer Ich-orientiert.

- **Empathie**

Wie im vorher gegangen Punkt bereits beschrieben, ist das Interesse an anderen Personen gering oder kaum vorhanden. Ein Mensch, der unter der narzisstischen Persönlichkeitsstörung leidet, hat entweder Schwierigkeiten oder einfach nicht die Motivation, die Gefühle seiner Mitmenschen nachzuvollziehen. Wenn er daraus allerdings einen Gewinn ziehen kann, ist es durchaus möglich, dass er übertriebene Anteilnahme an den Dingen nimmt, die andere Menschen bewegen. Doch sobald er bekommen hat, was er möchte, bröckelt die Fassade.

In Kategorie B müssen beide vorliegenden Merkmale der Persönlichkeitsstörung erfüllt sein.

- **Suche nach Aufmerksamkeit**

Der Betroffene hat das Verlangen, in Gruppen immer im Mittelpunkt zu stehen und die Aufmerksamkeit auf sich zu ziehen, um auf diese Weise sein Verlangen nach Bewunderung zu stillen. Dies kann einerseits durch das extravagante, selbstbewusste und arrogante Auftreten, welches offene Narzissten an den Tag legen, geschehen. Andererseits kann dies aber auch durchaus subtil und unbemerkt passieren – ein Verhalten, das von verdeckten Narzissten an den Tag gelegt wird.

- **Grandiosität**

Der pathologische Narzisst hält unnachgiebig an der Vorstellung fest, dass er besser als andere Menschen ist. Aus diesem Grund behandelt er Personen in seinem Umfeld auch nicht selten von oben herab und missbraucht sie für seine Zwecke. Weiterhin ist der Narzisst stark auf sich selbst bezogen und stellt hohe Ansprüche an sich selbst, um auf diese Weise Bewunderung ernten zu können.

MÖGLICHE URSACHEN

Für eine narzisstische Persönlichkeitsstörung kann es viele verschiedene Ursachen geben. Häufig spielen mehrere Faktoren gleichzeitig eine Rolle. Dabei wird zwischen biologischen, psychischen und umweltbezogenen Faktoren unterschieden. Bei den biologischen Faktoren handelt es sich vor allem um genetische Aspekte. Ja, Sie haben richtig gehört. Eine narzisstische Persönlichkeitsstörung kann vererbt werden. Verglichen mit der Schizophrenie, die in knapp 50% der Fälle weitervererbt werden kann, ist die Wahrscheinlichkeit der Weitervererbung im Falle der narzisstischen Persönlichkeitsstörung weitaus geringer. Dennoch ist die Gefahr einer Weitervererbung bei dieser Art der psychischen Störung höher als bei vielen anderen ähnlichen Krankheiten. Experten sprechen außerdem davon, dass genetische Faktoren „eine Rolle bei der Entstehung" spielen, allerdings nie alleine für die Störung verantwortlich sind. Um diese schwerwiegende psychische Erkrankung hervorzurufen, müssen alle drei Faktoren in einem gewissen Maße getriggert werden.

Die wahrscheinlich wichtigste Zeit für die Entwicklung der narzisstischen Persönlichkeitsstörung ist die frühe Kindheit. Wissenschaftler gingen zuerst davon aus, dass Kinder, die von ihren Eltern nicht genug Aufmerksamkeit bekommen und missachtet werden, in ihrer Kindheit ein Ventil suchen, um Anerkennung und Lob zu erhalten. Als Beispiel könnten in diesem Zusammenhang die Schulnoten genannt werden. Otto Kernberg führt außerdem an, dass *„emotional kalte oder latent aggressive Eltern"* die Entwicklung einer übersteigerten Selbstdarstellung bei Kindern fördern können. Kinder, die wenig Anerkennung bekommen, besonders seitens ihrer Familie, fokussieren sich häufig auf Leistungen und hoffen, anhand dessen Lob und Wertschätzung zu erhalten.

Aktuellere Forschungen zeigten, dass auch ein anderes elterliches Verhalten, das in keiner Weise mit dem soeben beschriebenen vergleichbar ist, die Entstehung einer narzisstischen Persönlichkeitsstörung begünstigen kann. Bekommt ein Kind von seinen Eltern keinerlei Grenzen gesetzt und wird für jede noch so kleine Leistung gelobt, kann es durch aus sein, dass dieses Kind ein perfektionistisches und damit auch unrealistisches Selbstbild entwickelt.

Beiden Erziehungsstile vernachlässigen die kindlichen Bedürfnisse, wodurch es leichter zu negativen Entwicklungen kommen kann. Ein Kind braucht Liebe und Geborgenheit. Neben diesen Grundbedürfnissen sind auch klar gesetzte Grenzen, im Rahmen derer sich das Kind entfalten kann, wichtig für dessen Entwicklung. Durch Grenzen lernt es, sich in der Gesellschaft einzufügen und ein Teil des sozialen Gefüges um sich herum zu werden. Es ist ausgesprochen wichtig, dass ein Kind lernt, seine eigenen Wünsche und Bedürfnisse zum Wohle anderer auch mal zurückstecken zu können. Auf diese Weise lernt es Empathie, Rücksichtnahme und Toleranz. Einem pathologischen Narzissten bereiten all diese Fähigkeiten immense Probleme. Neben der Erfüllung der kindlichen Grundbedürfnisse ist es für die gesunde Entwicklung eines Kindes wichtig, eine Balance zu finden: zum einen zwischen Freiheit und Grenzen, zum anderen zwischen Nachsicht und Strenge. Das Kind sollte weder verhätschelt und verzogen noch misshandelt werden. Jedes gesunde Kind sollte in der Lage sein, Enttäuschungen wegzustecken und Gefühle anderer Menschen verstehen zu können.

Der größte und wichtigste Faktor in der Entstehung vieler psychischen Krankheiten ist erwiesenermaßen die Kindheit. Laut Experten ist dies auch bei der narzisstischen Persönlichkeitsstörung der Fall. Falls Sie, liebe Leser, also im Begriff sind, Eltern zu werden oder bereits Kinder haben und befürchten, eines Ihrer Kinder könnte in Zukunft unter dieser Krankheit leiden, dann wissen Sie nun, was zu tun ist. Es ist vor allem eine Frage der Erziehung und für diese ist kein Kind verantwortlich. Die mentale Stabilität und die Belastbarkeit einer Person haben ihre Grundpfeiler in der Kindheit. Natürlich können diese in späteren Jahren noch verändert oder manipuliert werden, doch das Fundament, auf dem alles, was in der Zukunft passiert, gebaut wird, entsteht in den ersten Lebensjahren eines jeden Menschen. Auf diese Zeit haben in erster Linie die Eltern oder die Erziehungsberechtigten Einfluss. Natürlich spielen auch die Großeltern und im Laufe der Zeit die pädagogischen Fachkräfte, Lehrer, Freunde und Gleichaltrigen eine wichtige Rolle.

Das Kind sammelt außerhalb des Elternhauses Erfahrungen, die ebenfalls in hohem Maße auf die psychische Entwicklung Einfluss nehmen. Aber all diese Erfahrungen bauen auf dem Fundament auf, dass bereits in der frühen Kindheit gelegt und gefestigt wurde. Die eigene Persönlichkeit eines Menschen entwickelt sich in den frühen ersten Lebensjahren. Es gibt kein Kind, das eingeschult wird und noch keine eigene Persönlichkeit hat.

Der Prozess der Persönlichkeitsentwicklung beginnt mit dem Zeitpunkt der Geburt und wird in den frühen Lebensjahren durch Erfahrungen mit anderen Menschen egal welchen Alters beeinflusst. Menschen sind bekanntermaßen Schubladendenker. Unser Gehirn ist zwar zu beachtlichen Leistungen bereit, doch es kann auch nicht alles bewerkstelligen und ist ebenso wenig wie wir unfehlbar. Um all die Informationen, die wir Tag für Tag aufnehmen, für uns brauchbar zu verarbeiten, wird alles Neue in Relation zu dem bereits Erlebten gestellt. Das Gehirn erfasst die Informationen, gleicht diese ab und sortiert sie in gedankliche Schubladen ein (z.B. ähnliche Situationen, visuelle Informationen, Gefühle). Wenn Sie mir nicht genau folgen können oder gerne ein Beispiel hätten – bitte sehr. Stellen Sie sich bitte einen Stuhl vor. Okay? Haben Sie ihn noch vor Augen? Was für einen Stuhl sehen sie vor Ihrem inneren Auge? Einer, auf dem Sie häufig sitzen? Einer, der in Ihrem Elternhaus steht? Ein Lehnstuhl? Ein Holzstuhl? Ein Gartenstuhl? Ein Schaukelstuhl? Ein Schreibtischstuhl? Wenn man sich einen Stuhl vorstellt, dann hat mein bestimmtes Bild vor Augen. Alle Stühle vereinen gewisse typische Eigenschaften. Eine Sitzfläche, eine Lehne und meistens auch vier Beine. Doch immer, wenn dieses bestimmte Wort fällt, stellt sich jeder Mensch auf Basis seiner Erfahrungen etwas völlig anderes vor. Und genau das ist mit dem Begriff Schubladendenken gemeint. Unser Gehirn hat für jeden Begriff ein bestimmtes Bild aus unseren Erlebnissen und Erfahrungen zusammengesetzt. Fällt nun ein bestimmtes Wort, dann sehen wir das dazu passende Bild vor unserem inneren Auge und dieses basiert auf unserem bisherigen Leben. Aus diesem Grund ist es so wichtig, bei Kindern auf die richtige Erziehung und Behandlung zu achten, denn in diesen Jahren wird ein Fundament gebaut, auf dem das Gehirn die Schränke mit den Schubladen errichtet, in denen zukünftige Erlebnisse einsortiert und verarbeitet werden. Ein Haus zu renovieren ist Arbeit, doch es ist machbar. Das Fundament unter besagtem Haus zu verändern ist jedoch so gut wie unmöglich.

DIE VERSCHIEDENEN TYPEN DER PATHOLOGISCHEN NARZISSTEN

Pathologischer Narzissmus ist eine Krankheit, bei der jeder Betroffene ähnliche Symptome aufweist. Diese können von Mensch zu Mensch jedoch unterschiedlich stark ausgeprägt sein, was sich somit auch auf das persönliche Auftreten und das Verhalten des jeweils Betroffenen auswirkt. Wissenschaftler haben verschiedene Typen der Erkrankung erarbeitet, die ich Ihnen nachfolgend beschreiben möchte. Bereits 1938 hatte der Psychologe Henry Murray zwischen zwei verschiedenen Narzissmus-Typen unterschieden. Die moderne Wissenschaft griff seine Theorien und Forschungen erneut auf und erweiterte diese. Dabei entstanden diverse Untertypen, von denen aber nicht zwangsläufig ein einziger eindeutig hervortreten muss. Es ist durchaus möglich, dass der Patient verschiedene Aspekte mehrerer Typen in sich vereint.

In vielen Fällen wird nur zwischen zwei Typen unterschieden: dem offenen und dem verdeckten Narzissmus. Wie ich bereits erwähnte, gibt es diesbezüglich verschieden starke Ausprägungen, weshalb einige Psychologen dazu übergingen, diese

beiden Haupttypen in verschiedene Subtypen auf-
zuteilen.

Der offene Narzissmus
Der offene Narzisst zeigt seine psychische Erkrankung, die er natürlich nicht als solche sieht, ganz
offen. Nach außen hin präsentiert er sein gespieltes
Selbstbewusstsein und kann aufgrund seines Auf-
tretens leicht als Narzisst erkannt werden. Die an
dieser Form von Narzissmus erkrankte Person ist
sehr wettbewerbsfreudig und kämpft offen für Anerkennung und Bewunderung. Dabei ist es durchaus möglich, dass sie anderen gegenüber sehr skru-
pellos vorgeht. Bei flüchtigen Bekanntschaften
wirkt die betroffene Person auf andere Menschen
charismatisch, offen und extrovertiert. Doch sobald
die Beziehung etwas länger andauert oder intimer
wird, beschreiben viele den pathologischen Narzissten als kalt, dominant, angeberisch und feindse-
lig. Meistens denken wir genau an diesen Typ Narzisst, wenn wir von einem solchen sprechen. Das
mag vor allem daran liegen, dass eine vom offenen
Narzissmus betroffene Person leichter zu entlarven
ist, da diese ihren Narzissmus direkt zeigt. Der offene Narzissmus kann in folgende Subtypen aufge-

gliedert werden:

Der grandiose Narzisst

Dieser Typ Narzisst ist sehr von sich selbst überzeugt. In seiner Wahrnehmung ist er der Beste und Tollste und das zeigt er auch ganz offen. Außerdem ist er fest davon überzeugt, dass die Dinge, die er selbst erledigt, nicht besser gemacht werden können. Daher handelt er am liebsten allein. Der grandiose Narzisst stellt seine eigenen Fähigkeiten immer sehr übertrieben dar oder redet sich selbst Kompetenzen in Bereichen ein, in denen er gar keine besitzt. Ihm ist Aufmerksamkeit wesentlich wichtiger als Zustimmung. Aus diesem Grund nimmt er wenig Rücksicht auf seine Mitmenschen und versucht, sein eigenes Ding durchzuziehen, um die dringend benötigte Aufmerksamkeit und Bewunderung zu erhalten.

Der amouröse Narzisst

Dieser Subtyp des offenen Narzissmus ist besonders dafür bekannt, seine Mitmenschen zu lenken und zu manipulieren. Dabei geht er mit gespielter Freundlichkeit, Charme, Nettigkeit, Komplimenten, Romantik und auch nicht selten mit vorgetäuschter

Liebe vor. Er überschüttet sein „Opfer" mit netten Worten und zieht es auf diese Weise in seinen Bann. Dabei geht es ihm aber nicht um das Wohl seines Gegenübers, sondern nur um die eigene Bestätigung und die ihm entgegengebrachte Aufmerksamkeit. Dieses Verhalten ist eher untypisch für einen offenen Narzissten, da er die Symptome seiner Krankheit nur selten offen zeigt. Aus diesem Grund ordnen einige Experten den Subtyp des amourösen Narzissmus auch eher dem verdeckten anstatt dem offenen Narzissmus zu.

Der somatische Narzisst

Diese Art des Narzissmus kann auch in Kombination mit dem amourösen Narzissmus auftreten. Ein somatischer Narzisst definiert sich insbesondere über sein Äußeres und weniger über seine Leistung. Er legt zum Beispiel Wert auf seine Kleidung oder seinen Besitz. Er kann auch manipulierend auf andere Menschen wirken, doch dann besonders über die Optik oder die Sexualität. Das Problem bei diesem Subtyp ist, dass es keine genauen und vielschichtigen Definitionen gibt, weshalb diese Form des offenen Narzissmus – wie so viele andere Aspekte dieser Persönlichkeitsstörung – nicht genau erforscht ist.

Der exhibitionistische Narzisst

Diese Art von Narzisst lässt sich gut mit den Eigenschaften des grandiosen Narzissten vergleichen. Beide verbergen ihren krankhaften Narzissmus nicht hinter bestimmten Verhaltensmustern, sondern zeigen diesen offen und versuchen, ihr Verlangen nach Bewunderung und Anerkennung zu stillen. Der exhibitionistische Narzisst ist meistens recht gut in der modernen Gesellschaft eingelebt. Da diese inzwischen sehr auf Wettbewerb ausgelegt ist, kann er sich durch seinen Ehrgeiz und das Streben nach Bewunderung gut integrieren und sich selbst zu hohen Leistungen antreiben. Er tritt sehr selbstbewusst auf und zieht alleine dadurch schon Aufmerksamkeit auf sich. Die meisten Menschen beschreiben das Auftreten dieses Typus als arrogant und kühl.

Der angepasste Narzisst

Vielen pathologischen Narzissten und insbesondere denen, die von den offenen Typen der Erkrankung betroffen sind, gelingt es, sich einen Platz in der Gesellschaft zu erarbeiten und ein Teil dieser zu werden. Dabei müssen Sie natürlich bedenken, dass all die Auswirkungen dieser Krankheit immer noch präsent sind, weshalb der angepasste Narzisst nie wirklich in die Gesellschaft integriert ist. Allerdings schafft er es durch seinen Ehrgeiz, der aus der Gier nach Anerkennung hervorgeht, gute Leistungen in bestimmten Bereichen zu erbringen. Als ein Beispiel kann diesbezüglich die Arbeit genannt werden. Manche Experten gehen sogar davon aus, dass ein krankhafter Narzisst leichte Kränkungen und Niederlagen sogar besser wegstecken kann als ein gesunder Mensch. Dies gilt jedoch nur in einem eingeschränkten Maß und lediglich für offene Narzissten.

Der maligne Narzisst

Dieser Art von offenem Narzissmus ist wahrscheinlich die gefährlichste für die Mitmenschen des betroffenen Narzissten. Der maligne Narzissmus ist eine Kombination aus Narzissmus, antisozialem Verhalten, Aggression und Paranoia. Diese Attribute können durchaus eine Gefahr für die Gesellschaft darstellen. Falls der Betroffene keine Aufmerksamkeit oder Wertschätzung durch Mitmenschen erhalten sollte, führt dies zu Wutausbrüchen, die nicht nur psychischer, sondern auch physischer Natur sein können. Durch die paranoiden Tendenzen, die bei diesem Typ von Narzissmus mitschwingen, muss die Ablehnung der anderen Menschen nicht einmal realer Natur sein. Paranoia lässt den Erkrankten hinter jeder Handlung der Mitmenschen eine Ablehnung der eigenen Person sehen. Nicht selten kommt es dabei zu Wahnvorstellungen von Verschwörungen, die von Bekannten gesponnen werden, um dem von der Krankheit Betroffenen zu schaden. Gegenargumente haben dabei meistens eine gegenteilige Wirkung und machen alles nur noch schlimmer. Wenn also der maligne Narzisst solche Vermutungen hegt oder nicht die gewünschte Aufmerksamkeit bekommt, kann er unglaublich rachsüchtig werden und ohne jeden Sinn und Verstand handeln. Historische Persönlichkeiten, denen diese Krankheit nachgesagt wurde, waren zum Beispiel Joseph Stalin und Adolf Hitler.

Der verdeckte Narzissmus
Bei einem verdeckten Narzissten stellen sich die Symptome etwas anders dar. Diese Form des Narzissmus ist für Laien sehr viel schwerer zu erkennen als der offene Narzissmus, denn der verdeckte

Narzisst zeigt nicht die typischen Anzeichen, die wir uns bei einem pathologischen Narzissten vorstellen würden. Im Gegenteil sogar: Ein verdeckter Narzisst wirkt nach außen hin unsicher, ängstlich, introvertiert und schüchtern. Hinter dieser Fassade steckt allerdings die gleiche psychische Störung wie bei einem offenen Narzissten. Dieser Typ der narzisstischen Persönlichkeitsstörung versteckt sein Geltungsbedürfnis und fordert die Bewunderung und Aufmerksamkeit über sehr viel subtilere und unauffälligere Wege ein. Dennoch kann ein verdeckter Narzisst gefährlich für seine Mitmenschen werden. Der Betroffene fühlt sich nicht ausreichend wertgeschätzt und ist der Überzeugung, dass die Menschen um ihn herum seine Fähigkeiten nicht genug würdigen und unterschätzen. Während der verdeckte Narzisst nicht direkt arrogant und herrisch auftritt, nutzt er dennoch verschiedene Manipulationstechniken und lenkt auf diese Weise seine Mitmenschen, um das zu bekommen, was er möchte. Weiterhin redet er seinen Mitmenschen Schuldgefühle ein, betreibt Victim blaming (d.h. er dreht meist erfolgreich die Täter-Opfer-Realität um und stellt sich selbst als das Opfer dar) und neigt viel stärker zu Heimlichkeiten und Lügen als der offene Narzisst.

Der verdeckte Narzisst gibt sich freundlich, höflich, rücksichtsvoll und altruistisch, dabei wird aber auch er nur von dem Verlangen nach Aufmerksamkeit angetrieben. Oft nutzt er dabei Familienangehörige, Sexualpartner oder Kinder, also Menschen, die ihm nahestehen oder die leicht zu beeinflussen sind, aus. Die Opfer solcher Manipulationen und Missbräuchen können im Nachhinein kaum beschreiben, was ihnen widerfahren ist und wie dies überhaupt geschehen konnte. Es ist ein schleichender Prozess, der den Betroffenen meistens nicht auffällt. Zwar hat der verdeckte Narzisst ebenso wie der offene Narzisst Schwierigkeiten, sich in andere Menschen hinein zu versetzten, doch trotzdem sind viele dieser Narzissten Mitglieder in gemeinnützigen oder religiösen Organisationen und bekleiden dort manches Mal sogar hohe Positionen. Dort kann der verdeckte Narzisst Bewunderung und Anerkennung ernten, ohne dabei durch seine Arroganz und seine Dominanz anzuecken.

Die meisten Narzissten dieser Kategorie sind sehr viel sensibler im Hinblick auf Misserfolge und

Zurückweisungen. Aufgrund dieser Eigenschaft sind pathologischen Narzissten häufiger als andere Narzissten in therapeutischer Behandlung. Dennoch begeben sie sich wegen ihres Narzissmus nie in die Hände eines Arztes. Bei Zurückweisungen oder großen Enttäuschungen ist es durchaus möglich, dass der Betroffene in ein tiefes Loch fällt und Depressionen bekommt. Diese ist dann der Motivator, sich professionelle Hilfe zu suchen. Es kann allerdings dazu kommen, dass der Betroffene dieses Eingeständnis von Schwäche zurückzieht und die Behandlung beendet, wenn der Therapeut falsch vorgeht. Behalten Sie immer im Hinterkopf, dass ein krankhafter Narzisst seinen Narzissmus nicht als Krankheit sieht. Folgende verschiedene Typen des verdeckten Narzissmus sind die Bekanntesten:

Der zerebrale Narzisst
Diese Form des verdeckten Narzissmus zeichnet sich vor allem durch die Manipulation anderer Mitmenschen aus. Dabei ist der Schaden, der dem Umfeld auf diese Weise zugefügt werden kann, besonders hoch. Die Opfer des zerebralen Narzissten werden unbemerkt gelenkt und verändert. Ihr Weltbild und ihre Vorstellungen verändern sich

und so werden sie langsam zu Marionetten des Narzissten.

Der vulnerable oder verletzliche Narzisst
Dieser Narzisst wirkt nach außen hin verletzlich, hat meist eine weiche und leise Stimme. Er erregt Mitleid bei seinen Mitmenschen. Hinter seinem unsicheren Auftreten verstecken sich jedoch Manipulation und die Gier nach Aufmerksamkeit. Wenn der vulnerable Narzisst nicht die Aufmerksamkeit bekommt, nach dem es ihm verlangt oder wenn er in Krisensituation kommt, dann gibt es zwei Möglichkeiten, wie er reagiert. Es kann passieren, dass der Patient in ein tiefes seelisches Loch fällt. Dieses kann zu depressiven Phasen, Verzweiflung oder sogar Depression und Suizidgedanken führen. Dieser Typ des vulnerablen Narzissten hat ein noch niedrigeres Selbstwertgefühl und ist dadurch sehr viel anfälliger bei Misserfolgen. Die zweite Möglichkeit ist der nahtlose Übergang zu einem malignen Narzissten. Wie Sie sehen, ist es durchaus möglich, dass mehrere Typen der Krankheit kombiniert in einem Patienten vorkommen können. Der Patient wird aggressiv und kann dabei auch handgreiflich werden. Er beschuldigt seine Mitmenschen und

redet sie schlecht, um seine eigenen Fehler nicht eingestehen zu müssen. Ein Narzisst, der sein idealisiertes Selbstbild nicht aufrechterhalten kann, gerät immer in psychische Krisen.

Der kommunale Narzisst

Dieser Typ Narzisst vereint die in der Einleitung bereits erwähnten Eigenschaften eines Schein-Wohltäters. Er gibt sich nach außen hin sympathisch und ist ausgesprochen hilfsbereit. Dabei geht es ihm jedoch nicht darum, anderen eine Freude zu bereiten oder ihnen unter die Arme zu greifen. Sein Bestreben ist es, durch die Hilfe im Mittelpunkt zu stehen und dadurch natürlich auch zu Aufmerksamkeit zu kommen. Durch die scheinbare Großzügigkeit und Hilfsbereitschaft ist es besonders schwer, eine Person mit dieser Ausprägung der Erkrankung als Narzisst zu entlarven. Der kommunale Narzisst eckt nicht durch Großspurigkeit oder Arroganz an, sondern wirkt auf seine Mitmenschen meistens höflich, zurückhaltend und bescheiden. Die größte Gefahr geht, wie bei allen verdeckten Narzissten durch geistige Misshandlung und Manipulation der engen Beziehungen aus.

Der maligne Narzisst

Das Muster dieses Typus ähnelt dem des offenen malignen Narzissten. Der entscheidende Unterschied besteht darin, dass er Arroganz oder Dominanz nicht offen zeigt, sondern sich zurückhält und erst bei echten oder scheinbaren Kränkungen explodiert. Die paranoiden Tendenzen sind ebenso wie bei der offenen Form präsent.

Der unangepasste Narzisst

Diese Art des verdeckten Narzissmus gibt es auch vereinzelt unter den offenen Narzissten. Wie der Name bereits vermuten lässt, ist dieser Betroffene ein Außenseiter und aus dem sozialen Gefüge der Gesellschaft ausgeschlossen. Er sieht sich selbst als besonders und einzigartig an und aus diesem Grund fühlt er sich unverstanden. Der unangepasste Narzisst ist besonders sensibel was Kritik und Zurückweisung angeht. Schamgefühle, emotionale Instabilität, Entfremdung von Familie und Partnern und nicht selten auch Suchtprobleme und Depressionen sind Teil dieser Ausprägung der narzisstischen Persönlichkeitsstörung.

ROBUSTER UND VERLETZLICHER NARZISSMUS

Wie Sie bereits wissen, gibt es in Bezug auf den pathologischen Narzissmus die sogenannte Maskentheorie. Dies bedeutet, dass der Betroffene ein extrem geringes Selbstwertgefühl hat und dieses durch ein entsprechendes Verhalten nach außen hin kompensiert. 2008 wurde eine Metastudie durchgeführt, die diese Theorie nicht für alle krankhaften Narzissten bestätigen konnte. Demnach gibt es also auch pathologische Narzissten, die durchaus ein hohes Selbstwertgefühl haben und dieses ihren Mitmenschen nicht nur vorspielen. Sie investieren nicht sonderlich viel Zeit in Freundschaften oder andere zwischenmenschliche Beziehungen, sondern nutzen ihre Kraft und Energie, um in Bereichen voranzukommen, in denen sie andere Menschen überbieten können. Der Großteil der pathologischen Narzissten gehört jedoch nicht zu den robusten Narzissten, sondern die meisten von ihnen bestätigen die Maskentheorie. Sie leiden unter starken Selbstzweifeln und kompensieren diese durch ihr scheinbar selbstbewusstes Auftreten. Grundsätzlich neigen verletzliche Narzissten mehr zu Neid und Scham. Dies liegt besonders daran, dass ihnen Erfolg und Anerkennung besonders wichtig sind. Wenn sie diese nicht erlangen können oder scheitern, geraten sie oft in einen Teufelskreis. Dieser beginnt mit Scham – ein Gefühl, dass nicht lange gehalten werden kann und schnell in Wut und Aggression umschlägt. Diese bekommen vor allem die Menschen im nahen Umfeld des pathologischen Narzissten zu spüren. Besonders schlimm wird es dann, wenn der Betroffene glaubt, nicht das zu bekommen, was er seiner Ansicht nach verdient. Ich denke, Sie verstehen nun recht gut, dass nicht nur die Menschen um den Narzissten herum leiden, sondern auch der Erkrankte selbst erhebliche Probleme bekommen kann, sei es durch Zurückweisung, Niederlagen oder Missachtung. Im schlimmsten Falle können diese sogar zu schweren Depressionen bis hin zum Suizid führen. Wenn Sie also einen Bekannten, Freund oder ein Familienmitglied haben, das Ihrer Meinung nach unter der narzisstischen Persönlichkeitsstörung leidet, dann versuchen Sie, professionelle Hilfe für diese Person zu finden. Wie sie dabei vorgehen können und wie sie sich grundsätzlich gegenüber einem krankhaften

Narzissten verhalten sollten, damit Sie möglichst wenig Probleme bekommen, möchte ich Ihnen im folgenden Kapitel genauer erläutern.

Das Zusammenleben mit einem Narzissten

Das Zusammenleben oder auch nur die gemeinsame Arbeit mit einem pathologischen Narzissten ist fordernd und verlangt Geduld und auch ein gewisses Know-how. Als Erstes sollte Ihnen klar werden, ob es sich bei der Person, mit der Sie es zu tun haben, um einen offenen oder einen verdeckten Narzissten handelt. Ersteres festzustellen dürfte Ihnen inzwischen nicht mehr all zu schwerfallen. Bei dem verdeckten Narzissmus gestaltet sich dies deutlich schwieriger. Um diesen zu erkennen, stellen Sie sich einige Fragen und denken Sie genau über deren Beantwortung nach. Fühlen Sie sich verwirrt oder manipuliert? Hat sich Ihr Verhalten oder Denken in der letzten Zeit verändert, ohne dass Sie das bewusst entschieden haben oder davon wirklich etwas mitbekommen haben? Haben Sie eine Person in Ihrem Bekanntenkreis, die sich durchaus freundlich, bescheiden, zurückhaltend und nett gibt, die aber hin und wieder Zeichen von emotionaler Kälte oder unerwartet hohem Selbstbewusstsein zeigt? Wenn dies der Fall ist, würde ich Ihnen raten, einen Experten zu unterrichten und sich sein Urteil einzuholen, bevor sie irgendwelche weiteren Schritte unternehmen. Wichtig für Sie als potenzielles Opfer des Narzissten ist es, dass Sie ein starkes Selbstbewusstsein haben und klare Regeln und Grenzen im Umgang mit einem mutmaßlichen Betroffenen setzten. Somit machen Sie es einem pathologischen Narzissten schwer, Sie für seine Zwecke zu missbrauchen. Ich gebe Ihnen nun zwei Beispiele, die Ihnen zeigen sollen, wie Sie den Kontakt mit einem Narzissten gestalten können und wie Sie am besten mit dem Betroffenen umgehen können.

NARZISSTEN AM ARBEITSPLATZ

Sollten Sie das Gefühl haben, dass einer Ihrer Kollegen oder vielleicht sogar Ihr Chef klare narzisstische Tendenzen aufzeigt, dann gibt es gewisse Dinge, die Sie beachten sollten. Vor allem dann, wenn es sich bei dem Narzissten um Ihren Chef handelt. Das Problem ist nämlich, dass man nie genau weiß, wann die Stimmung eines Narzissten kippt und sich seine Verärgerung gegen Sie richtet. Der wichtigste Punkt ist eigentlich, dass Sie ruhig bleiben. Akzeptieren Sie den pathologischen Narzissten, schließlich ist es nicht seine Schuld, dass er unter dieser Krankheit leidet.

Jeder „normale" Mensch sollte sich bewusst sein, dass niemand perfekt ist. Narzissten wollen sich diese „Schwäche" nicht eingestehen. Wenn Sie also das Verhalten oder gewisse Entscheidungen eines Narzissten kritisieren wollen, dann sollten Sie besonders behutsam vorgehen. Professor Rainer Sachse, Experte auf diesem Gebiet und Leiter des Instituts für psychologische Psychotherapie in Bochum, sieht den Schlüssel zum Erfolg darin, dass Sie den Narzissten „füttern" oder anders formuliert, dass Sie den Narzissten loben. Dabei können Sie auch ohne schlechtes Gewissen dick auftragen und übertreiben. In diesen Lobeshymnen lassen sich dann gut kleine Kritikpunkte einbauen. Bitte beachten Sie: Mit „klein" meine ich auch klein! Am besten stellen Sie die Fehltritte oder das Fehlverhalten des krankhaften Narzissten als ein Versehen und als keine große Sache dar, die aber bei seinen Qualitäten das nächste Mal sicherlich vermeidbar ist.

Sobald sich der Betroffene gekränkt oder persönlich angegriffen fühlt, können Sie genauso gut mit einer Wand reden. Und wenn es ganz schlecht für Sie läuft, dreht der Narzisst den Spieß um und schon stehen Sie völlig zu Unrecht in der Kritik. Sollte dies der Fall sein, rät Prof. Sachse Folgendes: Versuchen Sie, ruhig zu bleiben und machen Sie sich bewusst, dass der Narzisst nichts für seine Krankheit kann und sich nicht unter Kontrolle hat. Erinnern Sie sich daran, dass das eigentliche Selbstbewusstsein eines Narzissten sehr gering ist. Und umso mehr er es nötig hat, andere niederzumachen, umso geringer ist sein Selbstwertgefühl. Lassen Sie also die Schimpftirade über sich ergehen und denken Sie daran, dass der Narzisst nicht anders kann und Sie sich nicht persönlich angegriffen fühlen müssen. Wenn Sie versuchen wollen, einen pathologischen Narzissten zu verändern oder ihn auf seine Krankheit hinzuweisen, dann geht dies eigentlich immer nach hinten los. Daher raten Experten unter allen Umständen davon ab, einen solchen Versuch zu unternehmen. Wichtig ist, dass Sie ein klares Bild von sich selbst und Ihren Fähigkeiten haben und dies dem pathologischen Narzissten gegenüber auch klar kommunizieren. Seien Sie selbstbewusst und ziehen Sie klare Grenzen. Dabei sollten Sie allerdings die vorangegangenen Tipps dazu, wie Sie am besten Kritik äußern können, nicht außer achten lassen.

BEZIEHUNGEN ZU UND MIT NARZISSTEN

Wie Sie sich wahrscheinlich schon denken können, tun sich pathologische Narzissten in echten Beziehungen schwer. Sie meiden Nähe und tiefere zwischenmenschliche Gefühle. Zu viel Nähe kann Narzissten Angst einjagen. Außerdem ist es auch nicht selten der Fall, dass viele Menschen auf Abstand gehen, wenn sie beginnen, das wahre Gesicht des

Narzissten zu erkennen. Wenn Sie nun aber trotzdem zu den Personen gehören, die eine engere Freundschaft oder sogar eine Beziehung mit einem pathologischen Narzissten führen oder jemanden kennen, der dies tut, dann gibt es auch in diesem Zusammenhang Dinge zu beachten und umzusetzen, um ein möglichst gesundes Leben führen zu können. Oft beginnt eine intime Beziehung zu einem pathologischen Narzissten wie jede andere „normale" Beziehung auch. Die erste Phase des Verliebtseins, in der man seinen Partner idealisiert und dessen Fehler wirklich nicht sieht oder diese nicht sehen will. Doch wenn „normale" Paare damit beginnen, sich einzuleben, kommt in einer Beziehung mit einem Narzissten der Wendepunkt. Der Partner verlangt immer mehr und ist scheinbar nicht mehr zufriedenzustellen. Er wird herrschsüchtig und misstrauisch. Um es ihm recht machen zu können, müssten Sie Ihre eignen Bedürfnisse zurückstellen. Und hier kommt entscheidende der Punkt: Wie bei jeder Art des Umgangs mit einem krankhaften Narzissten ist es auch in diesem Fall entscheidend, dass sie sich Ihres eigenen Wertes bewusst sind und klare Grenzen setzten, die der Narzisst nicht überschreiten soll. Wenn Sie dies nämlich nicht tun, ist es nur eine Frage der Zeit, bis der Narzisst beginnt, sie auszunutzen und für seine Zwecke zu manipulieren.

Es ist aber durchaus möglich, eine lange und auch tiefe Beziehung mit einem Narzissten zu führen. Dies ist besonders dann der Fall, wenn der Partner des Narzissten unsicher ist und sich an den Betroffenen klammert. Dadurch fühlt sich dieser in seinem Selbstideal bestätigt. Allerdings stimmen Sie mir wohl zu, wenn ich sage, dass dies nicht die gesündeste Form einer Beziehung ist. Professor Sachse vertritt die Ansicht, dass Narzissten in der Lage sein können, auch Freundschaften zu führen. *„Das sind teils interessante, humorvolle Menschen."*, sagt der Experte. Wichtig ist in diesem Zusammenhang jedoch, dass man möglichst nicht im gleichen Bereich oder bei derselben Firma arbeitet, um Hahnenkämpfe zu vermeiden. Diese führen nämlich schnell zu einer Verschlechterung des Verhältnisses und wahrscheinlich in Zukunft auch zu einer Zerstörung der Freundschaft. Narzissmus in einer Beziehung ist jedoch weitaus gefährlicher und kann sich sehr negativ auf den Partner des Erkrankten auswirken. Viele Experten gehen davon aus, dass Menschen mit einer narzisstischen Persönlichkeitsstörung einen Riecher für die Schwächen und Bedürfnisse anderer Personen haben. Aus diesem Grund schaffen sie es auch, einen so guten ersten Eindruck zu hinterlassen. Sie erfüllen anfangs noch die Bedürfnisse ihres Gegenübers. Dies geschieht jedoch nur so lange, bis sie die andere Person in ihren Bann gezogen haben. Dann beginnen sie damit, diese auszunutzen. Meistens suchen sich pathologische Narzissten einen Partner, der ebenfalls ein geringes Selbstwertgefühl hat. Diese typischen Beziehungen funktionieren, weil der Partner aufgrund seines geringen Selbstwertgefühls denkt, dass er sich die Liebe des narzisstischen Partners verdienen muss. Dies weiß der Narzisst schamlos auszunutzen. Laut Wissenschaftlern ist eine Beziehung mit einem Betroffenen durchaus möglich. Da Narzissten aber keine intimen und engen zwischenmenschlichen Bindungen eingehen, wird es jedoch keine liebevolle Beziehung sein. Solange der Partner sich den Wünschen und Bedürfnissen des Narzissten fügt und seine eigenen dafür hinten anstellt, kann die Beziehung funktionieren, aber gesund und glücklich ist sie nicht.

Wenn Sie in einer Beziehung sind und merken, dass Ihr Partner Ihnen über all die Zeit etwas vorgetäuscht hat, das in Wirklichkeit gar nicht existiert, dann gibt es gewisse Punkte, die Sie unter allen Umstand befolgen sollten. Beginnen wir mit den bereits angesprochenen Aspekten Selbstbewusstseins und Grenzen setzen. Langsam, aber sicher wird der pathologische Narzisst beginnen, Sie von sich abhängig zu machen und Ihre Bedürfnisse zu unterdrücken. Machen Sie Ihrem Partner früh genug klar, dass Sie dies nicht tolerieren können, da eine Beziehung immer ein Geben und ein Nehmen sein sollte. Wahrscheinlich wird dies zu einem Streit führen, in dessen Verlauf der Betroffene Ihnen das Wort im Mund umdrehen wird, um Sie als Täter und sich selbst als Opfer darzustellen. Der Narzisst sieht den Streit als eine Art Machtkampf an und wird versuchen, diesen zu gewinnen. Also seien Sie darauf gefasst.

Wichtig ist, dass Sie sich immer wieder auf Ihren eigenen Wert besinnen und sich nicht alles gefallen lassen. Wenn der Narzisst Sie nämlich einmal in seinen Bann gezogen hat und damit beginnt, Sie auszunutzen, wird es nur noch schwerer, sich aus dieser Art der Beziehung zu befreien. Um eine Abhängigkeit herstellen zu können, versuchen Narzissten, Sie von Ihrem sozialen Umfeld abzukapseln, sodass Sie am Ende nur noch er als Bezugsperson bleibt. Pflegen Sie also Ihre Freundschaften und machen Sie dem Narzissten klar, dass Sie sich diese nicht nehmen lassen.

Die Partner von Narzissten enden weitaus häufiger bei einem Psychologen als die Narzissten selbst. Wenn Sie also nicht genau weiterwissen, ist es immer eine gute Möglichkeit, sich professionelle Hilfe zu suchen. Erwarten Sie dabei aber nicht, dass Ihr narzisstischer Partner Sie begleiten oder Verständnis zeigen wird. Sobald die Beziehung beginnt, Ihnen psychisch zu schaden, ist der beste Weg eigentlich nur die Trennung von der besagten Person. Dies ist jedoch für die meisten Menschen ein schwerer Prozess. Der krankhafte Narzisst wird versuchen, Sie nicht gehen zu lassen und wird immer wieder um zweite Chancen bitten. Dabei wird er zurück in sein charmantes Verhaltensmuster zurückfallen, durch das Sie sich in ihn verliebt haben. Es ist deshalb umso wichtiger, dass Sie sich auf

Ihren eigenen Wert besinnen, stark bleiben, Freunde oder auch Experten um Unterstützung bitten und sich immer wieder vor Augen führen, weshalb Sie den Narzissten verlassen wollen. Der Grund dafür liegt in seiner Erkrankung – und diese kann er nicht ändern, egal wie sehr er es Ihnen beteuert.

DIE THERAPIE UND IHRE PROBLEME

Wie ich Ihnen bereits mehrfach dargelegt habe, begeben sich nur wenige Menschen mit einer narzisstischen Persönlichkeitsstörung in psychotherapeutische Behandlung. Sollte dies doch der Fall sein, dann wegen der Begleiterkrankungen. Im Gegensatz zu früher gehen Wissenschaftler inzwischen davon aus, dass die narzisstische Persönlichkeitsstörung nicht heilbar ist. Das Ziel eines Psychotherapeuten besteht also darin, den Narzissten vorsichtig und Schritt für Schritt dabei zu helfen, sein Selbstwertgefühl eigenständig zu regulieren und gewisse narzisstische Angewohnheiten abzulegen. Es geht darum, zukünftiges Leid für Mitmenschen, Partner, Kinder und den Narzissten selbst zu vermeiden, aber nicht um eine vollständige Heilung. Um einen pathologischen Narzissten behandeln zu können, muss es dem Therapeuten gelingen, eine Bindung zum ihm aufzubauen. Dies ist die wahrscheinlich größte Herausforderung. Bevor dies nicht geschafft ist, kann der Psychotherapeut nicht damit beginnen, gemeinsam mit dem Patienten einen Behandlungsplan zu erarbeiten. Manchmal kann es vorkommen, dass Therapeuten zu schnell vorgehen und dadurch das Ego des Narzissten verletzten. Aufgrund dieser Erfahrung beendet der Patient die Therapie und um sein idealisiertes Selbstbild nicht zu zerstören, schiebt er als Grund für diesen Schritt die Unfähigkeit des Arztes vor. Der Psychiater Lammers, Experte auf dem Gebiet der narzisstischen Persönlichkeitsstörung, ist der Meinung, dass es essenziell für einen Therapeuten ist, Verständnis und Sympathie aufzubringen, um so über einen gewissen Zeitraum Nähe zu dem Patienten herstellen zu können. Diese ist der wichtigste Punkt für den Beginn einer Behandlung. Ob diese erfolgreich sein wird oder nicht, kann man vorher nicht wissen. Diesen Ansätzen stimmt auch der Psychotherapeut Rainer Sachse zu. Seinen Forschungen nach ist es besonders wichtig, eine vertrauensvolle Beziehung zum Patienten herzustellen. Wenn diese Grundlage gegeben ist, kann der Therapeut damit beginnen, die Hintergründe und Motivationen des Narzissten zu beleuchten und mit ihm an bestimmten Verhaltensmustern zu arbeiten. Der Punkt ist also, dass man die Bedürfnisse und Wünsche der Narzissten erkennt, denn schließlich will auch er nur beachtet, gemocht und akzeptiert werden, auch ohne Großes zu leisten.

Herstellung und Verlag:
BoD – Books on Demand, Norderstedt
ISBN: 9783752674286

1. Auflage
Kontakt: Psiana eCom UG/ Berumer Str. 44/ 26844 Jemgum
Covergestaltung: Fenna Larsson
Coverfoto: depositphotos.com

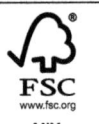